Docteur Jean MÉDAN

La Maladie Kystique de la Mamelle

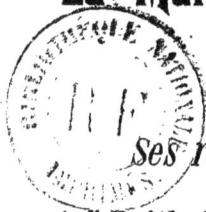

Ses rapports avec l'Adénome Kystique

et l'Epithelioma intra-canaliculaire

ou dendritique de Cornil

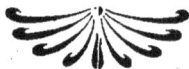

TOULOUSE

Ch. DIRION, LIBRAIRE-ÉDITEUR

22, rue de Metz et rue des Marchands, 33

1912

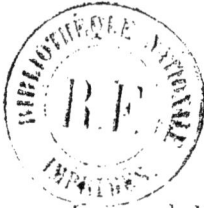

INTRODUCTION

La « maladie kystique de Reclus » fait partie de ce
que l'on a appelé les tumeurs bénignes du sein. La
connaissance de ces tumeurs bénignes ne remonte pas
à plus d'un siècle. Elles étaient confondues avec le cancer jusqu'à ce que Astley Cooper les en eut distin-
guées.

Velpeau confirma cette distinction. De même qu'Astley Cooper, Velpeau les regardait comme dues à des
traumatismes et à une accumulation de sang et de
fibrine.

Plus tard, Lebert (1) montra leur constitution glandulaire et fit adopter par Velpeau la dénomination de
tumeurs adénoïdes pour les caractériser.

Cruveilher, qui de son côté avait reconnu le caractère bénin d'un grand nombre de tumeurs mammai-
res, avait constaté à l'œil nu la grande quantité de tis-
su-fibreux qui entre dans leur composition, aussi bien
que la disparition de la graisse, et les décrivait comme
des tumeurs fibreuses.

Nous ne rappellerons que pour mémoire la grande

(1) LEBERT. Soc. anat , 1850.

discussion de l'Académie de Médecine à propos des tumeurs du sein, où Velpeau, Cruveilher (2) se trouvèrent en lutte avec les adeptes des connaissances nouvelles en Anatomie Pathologique, Lebert, Virchow, Follin, Broca, Verneuil, discussion qui réfléta les progrès accomplis à l'aide du microscope et fit rejeter à jamais les vieilles doctrines. Depuis lors la publication du grand atlas de Lebert, l'anatomie pathologique de Rokitansky, de Fœrster, le traité des tumeurs de Broca, les traités d'histologie pathologique de Klebs, de Rindfleisch, de Cornil et Ranvier ont rendu classiques ces connaissances.

La description par Reclus, en 1883, de la maladie kystique du sein nous a donné, au point de vue de la clinique, un type spécial dans l'ensemble des tumeurs adénoïdes. Au point de vue anatomo-pathologique nous n'avons pas le droit, croyons-nous, d'affirmer que cette description ait ajouté un type nouveau, bien différencié, à la liste des tumeurs du sein.

Depuis 1883 la maladie kystique de Reclus a fait l'objet de nombreux travaux, de nombreuses recherches. Nous nous sommes efforcés, au cours de notre thèse, après avoir passé en revue les différentes théories édifiées au sujet de son anatomie pathologique et de sa pathogénie, d'arriver à des conclusions précises. Pour cela nous avons réuni un certain nombre d'observations inédites qui nous sont personnelles. Par la

(1) CRUVEILHER, *Bull. Académie de médecine*, t. IX.

lecture et l'analyse de ces observations nous voulons
arriver à montrer que si, grâce à ses trois grands
caractères : l'extrême abondance des kystes, la diffusion
de ces kystes dans la totalité de la glande, la bilatéralité de la lésion ,la maladie kystique peut parfaitement
constituer en clinique une entite morbide, il n'en est
nullement de même au point de vue de son anatomie
pathologique. A côté de notre observation de maladie
kystique type, nous donnons des observations d'adénome kystique et d'épithelioma intracanaliculaire.
Notre étude appuyée sur la comparaison de ces diverses
observations, mieux encore sur la ressemblance parfaite
des dessins de nos coupes, nous permettra d'arriver
à une conclusion nouvelle. Nous démontrerons que,
loin de constituer en anatomie pathologique une maladie distincte, la maladie kystique de Reclus fait partie
d'une série naturelle dont la formation adénomateuse
est, en quelque sorte, le premier ferme alors que l'ultime est l'épithélioma intra-canaliculaire. Au delà nous
arriverions à la tumeur maligne, à l'épithélioma proprement dit, l'épithélioma intracanaliculaire étant en-
visagé comme la dernière étape de transition entre la
tumeur bénigne que forme la maladie kystique de Reclus et la tumeur maligne.

CHAPITRE PREMIER

Historique de la maladie kystique de Reclus

En 1883, dans la *Revue de Chirurgie*, Reclus décrivait, sous le nom de « Maladie kystique de la Mamelle », une affection dont le type clinique est, à cette heure, généralement accepté, mais dont l'anatomie pathologique est encore loin d'être fixée d'une manière certaine. Il nous paraît utile de citer ou plutôt de résumer aussi brièvement que possible, et pour mémoire, la première observation qui ait paru dans la littérature médicale sous ce nom de « Maladie kystique de la Mamelle ».

C'est l'observation d'une dame de 35 ans qui, en 1878, consultait Reclus pour une tumeur que l'on trouvait au sein gauche, vers la partie inférieure et interne. Son volume était celui d'un œuf de pigeon, elle était dure, arrondie, difficilement isolable du tissu glandulaire environnant. Au pourtour de cette grosseur principale on sentait un grand nombre de petites nodosités. Ces nodules étaient répandus dans la totalité de la glande. La malade éprouvait quelques élancements douloureux dans le sein. La peau était normale et souple, les ganglions de l'aisselle étaient sains.

Le professeur Broca, auquel Reclus eût recours, porta le diagnostic de tumeur maligne.

L'opération est décidée. Ablation partielle de la mamelle qui fait découvrir un kyste et de nombreuses cavités kystiques, le tout rempli d'un liquide citrin. En 1880, récidive dans la même mamelle. Broca croit à une récidive ou à la continuation d'un cancer. On extirpe ce qui reste de la mamelle et l'on trouve encore un second kyste volumineux entouré de kystes plus petits.

Un an après la malade revenait. Son sein droit présentait, à l'examen, une tumeur du volume d'une noix et tout autour une infinité de petits renflements. Broca était mort. Reclus envoie sa malade à Verneuil qui lui envoie cette réponse : tumeur maligne, ablation rapide.

En août 1880, l'ablation du sein est pratiquée par Reclus, Brissaud et Minière et l'on trouve exactement les mêmes lésions que dans le sein droit.

La malade guérit parfaitement.

Cette observation nous a paru intéressante à résumer, d'abord parce qu'elle est la première qui ait été décrite sous l'appellation nouvelle de « Maladie kystique » et aussi parce qu'elle offre les plus grandes analogies avec notre observation de Mme R... (obs. 1) où la bilatéralité de la lésion n'a été constatée que un an après la première intervention.

Reclus fut frappé par la multiplicité des kystes, leur dissémination non seulement dans toute la glande, mais encore dans les deux glandes, leur évolution continue et l'absence de tumeur proprement dite. Les hésitations de Broca et de Verneuil lui prouvaient qu'il s'agissait là de faits peu communs et non encore décrits.

En 1882, nouvelle observation de la même maladie, de lésions semblables, chez une femme de quarante-cinq ans.

MM. Tuffier et Huette communiquent deux observations du même genre à Reclus.

Dès lors, son opinion est faite ; il a isolé une maladie nouvelle du grand cadre des tumeurs du sein et, ayant chargé Brissaud de l'étude anatomo-pathologique il en donne communication à la *Revue de Chirurgie* de 1883, dans un mémoire connu maintenant sous le nom de « Mémoire de Reclus ».

Naturellement aussitôt que parut ce « Mémoire » les objections furent soulevées en masse par les anatomo-pathologistes aussi bien que par les cliniciens.

Pierre Delbet, si compétent en pareille matière, n'attribua pas à Reclus l'honneur d'avoir, le premier, isolé la « Maladie kystique de la Mamelle ». D'après lui, le tableau qu'en avait tracé Astley Cooper « est absolument superposable » à la description de Reclus. Astley Cooper a, en effet, étudié une maladie sous le nom d' « hydatide celluleuse », dans laquelle la mamelle « est farcie de kystes. Le volume des vésicules varie de celui d'une tête d'épingle jusqu'à celui d'une balle de fusil. Dans la majorité des cas, la maladie envahit toute la mamelle. La maladie hydatique du sein présente, dans sa première période, des points de ressemblance avec l'inflammation chronique simple. Dans la seconde période, lorsque la fluctuation existe, on la reconnaît à l'indolence de la tumeur et de plus à l'existence de plusieurs points de fluctuation distinct les uns des autres » et Pierre Delbet conclut : « Cette description si claire, si explicite dans sa brièveté, était tombée dans l'oubli lorsque Reclus rappela l'attention sur cette forme clinique ». Evidemment, sous cette forme, le tableau de l'affection est superposable à celui de Reclus. Mais Delbet omet des caractères que nous empruntons à la traduction de Chassaignac et Richelot : « Je n'ai jamais vu les deux mamelles affectées en même temps » « les veines superficielles deviennent variqueuses » « la partie où la fluctuation est le plus évidente, s'enflamme, s'ulcère et est le siège d'un écoulement » « à l'intérieur du kyste on trouve des hydatides suspendues par de petits filaments »... etc... Ce tableau, rigoureusement extrait de la description d'Asley Cooper, n'est certes pas superposable à celui de la description de Reclus et nous sommes obligés d'admettre que l'article de Delbet ne suffit pas à enlever à Reclus l'honneur d'avoir isolé la « Maladie kystique ».

Certes, cette affection n'avait pu échapper complètement à l'attention des auteurs. Velpeau, Holmes, Birkett en ont recueilli des exemples.

Velpeau, dans son *Traité des Maladies du Sein*, nous

parle de la femme d'un médecin de Bourgogne qu'il
opéra d'un kyste séreux. Il fit une injection iodée.
Trois ans après, la malade « qui, deux ans avant s'était
déjà aperçue de bosselures semblables à quelque distance de la tumeur, revint à Paris avec un nouveau
kyste dans chaque sein. Ils furent opérés dans la même
séance et se sont dissipés sans plus de troubles que la
première fois. »

Holmes, dans *System of Surgery*, nous parle de
kystes tantôt multiples, tantôt uniques et qui, parfois,
peuvent envahir les deux seins. Les plus petits existent
à la périphérie de la glande, les plus volumineux au
centre et près du mamelon. Les premiers sont durs, les
seconds fluctuants ; ils sont dus à la distension des
canaux galactophores. L'évacuation du liquide et l'injection iodée suffisent pour en débarrasser la malade.
Mais lorsque les kystes sont très nombreux, l'extirpa-
tion de la glande est indiquée.

Paget nous fait une description analogue.

Birkett étudie aussi ces kystes et cite même un cas
où la tumeur était bilatérale.

Mais toutes ces descriptions soit cliniques, soit ana-
tomo-pathologiques diffèrent par de nombreux points
de celles de la « Maladie de Reclus ».

La question nous paraît donc bien résolue : c'est à
Reclus que revient l'honneur d'avoir isolé le premier la
maladie kystique de la mamelle et M. Verneuil lui a
bien rendu justice puisque c'est lui qui, le premier, a
appelé cette affection « Maladie kystique de Reclus ».

Depuis 1883 la Maladie kystique a suscité un grand nombre de travaux et de recherches. Il serait trop long de les énumérer : nous aurons d'ailleurs l'occasion d'en parler, soit au cours de notre étude clinique de la Maladie kystique, soit en étudiant les différentes théories qui ont vu le jour au sujet de son anatomie pathologique.

· CHAPITRE II

Étude clinique de la maladie kystique
de la mamelle

La maladie kystique de Reclus se différencie par trois caractères principaux.

De l'abondance des kystes. — Le premier est l'extrême abondance des kystes. Cette abondance est souvent telle que même à l'œil nu, après l'ablation du sein nous pouvons en distinguer jusqu'à une cinquantaine. C'est le cas pour notre observation I de Mme R., où nous avons constaté à la coupe de l'organe une grande abondance de kystes de toutes dimensions, de tous calibres.

De la diffusion des kystes. — Le second caractère est la diffusion des kystes. Il n'y a pas de tumeur au sens propre du mot, la dégénérescence est générale. On trouve bien une nodosité plus grosse que les autres, un renflement plus considérable, une cavité distendue par une plus grande quantité de liquide, mais les kystes en grand nombre sont épars dans toute la glande et toujours. Le mal est donc diffus et la cavité ne s'est pas développée comme on l'observe pour la plupart des autres kystes, au milieu d'un néoplasme, sarcome, carcinome ou épithelioma. En un mot nous n'avons pas une tumeur kystique, mais des kystes semés dans toute la mamelle.

De la bilatéralité de la lésion. — Le troisième caractère n'est pas moins significatif : la lésion atteint toujours les deux glandes et les kystes sont bilatéraux. Est-elle toujours bilatérale cette lésion ? Nous sommes obligés de répondre : non. Nous avons en effet trouvé dans les auteurs Velpeau, Paget, Birkett, Brodie, décrites sous le nom de kystes séreux des tumeurs très probablement identiques à celles que nous décrivons dans notre observation I et où les cavités multiples n'existaient que dans une mamelle. Dans un cas cité par Verneuil, la bilatéralité n'est pas absolument évidente. M. Pozzi d'autre part signale un fait de sa pratique où le même sein nécessita trois opérations pour trois kystes consécutifs : or la seconde mamelle resta toujours indemne. Cependant la bilatéralité est, pouvons nous dire, la règle, règle qui admet, comme nous le voyons, quelques exceptions.

Ce qui arrive parfois, souvent même, c'est que les kystes passent inaperçus dans l'une des deux mamelles. Les malades ignorent leur existence et le chirurgien les méconnaît. Une palpation attentive permet cependant toujours de les découvrir. Souvent les malades, le chirurgien lui-même s'occupent seulement de la tumeur principale, du kyste prépondérant. Ils négligent ce qui est l'essence même de l'affection, ces nodosités miliaires, semblables à des grains de plomb incrustés dans le parenchyme, ces duretés, ces saillies qui provoquent, à la palpation de la glande une sensation analogue à des grains de chênevis collés sur une planchette, sur une surface dure.

Tous ces signes suffisent déjà à caractériser la maladie kystique de Reclus, mais leur constatation n'est pas toujours facile : la limite est souvent indécise entre les grains glandulaires normaux que l'on sent dans les mamelles maigres au dessous d'une peau flétrie, et les plus petites dilatations kystiques. En effet il n'y a pas nécessairement de grands kystes. Des poches volumineuses ne se développent pas fatalement. Elles peuvent encore évoluer au centre de la mamelle, sur sa face profonde où le doigt ne les sent qu'à peine. En outre la résistance ligneuse que présentent ces kystes, même lorsqu'ils atteignent la grosseur d'une noix, est vraiment déconcertante. Le doigt proteste contre la raison qui veut faire de cette tumeur semblable à un squirrhe une poche à contenu liquide. La fluctuation eixste bien quelquefois, mais nous pouvons affirmer que son absence est la règle. Reclus ne l'a constatée que cinq fois sur trente observations.

Les kystes sont indépendants de la peau ou des parties profondes. Renou cependant, dans sa thèse de 1902, nous cite un cas où, avec une dégénérescence kystique type des deux seins, il y avait de l'adhérence à la peau.

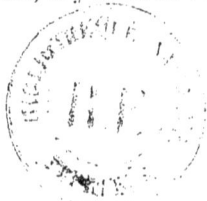

Le mamelon n'est pas rétracté. Dans la même thèse, Renon nous cite des cas où cette rétraction existait cependant. Il explique cela « par les connexions intimes qui unissent au mamelon par les canaux galactophores les lobules glandulaires affectés ».

Des écoulements. — C'est là un signe très important quand il se produit : il est en effet l'indice pathognomonique d'une sécrétion anormale. Ces écoulements assez rares affectent deux modes : ils sont spontanés ou bien ils se produisent quand on comprime la tumeur. S'ils sont spontanés ils sont continus ou intermittents. L'intermittence est la règle et il n'est pas rare de signaler, entre les périodes d'écoulement, l'accroissement des kystes et l'apparition de douleurs. De même les kystes qui étaient absolument durs et ligneux avant qu'il ne se produise de l'écoulement, deviennent plus souples et peuvent nous donner de la fluctuation lorsque l'écoulement s'est produit.

Si l'écoulement est séreux il est par lui-même un bon indice de la nature des kystes. S'il est sanglant ou brunâtre il nous révèle la présence de végétations. Cependant l'écoulement, le liquide des kystes peuvent être un liquide tantôt clair, transparent, citrin ou légèrement verdâtre, tantôt visqueux, épais, chargé d'une bouillie athéromateuse, de couleur noire, jaune café au lait ou chocolat. Quel que soit l'aspect il s'agit toujours d'une substance mucoïde que tiennent en suspension des matières colorantes du sang, des globules déformés, des cellules tuméfiées et granuleuses et quelques cristaux.

De l'état des ganglions. — Dans la majorité des cas ils sont indemnes. Les ganglions sont normaux, voilà la règle. Dans les cas où nous les avons trouvés signalés, l'examen histologique les a trouvés atteints seulement des lésions inflammatoires. Schimmelbusch cite un cas de maladie kystique type, où l'on trouvait des ganglions. Nous devons ajouter d'ailleurs que dans ce cas il y avait coexistence dans un des seins de la lésion kystique et d'un point cancéreux, les ganglions étaient eux-mêmes en dégénérescence épitheliomateuse.

Il est un signe que nous n'avons pas trouvé signalé, ce sont les douleurs. Renon seulement en parle et les attribue à la trop grande distension des kystes. Nous verrons cependant dans notre observation I que notre malade présentait des douleurs intolérables qui éloignaient tout sommeil. Nous verrons encore que ces douleurs persistaient après l'ablation de la mamelle, fait qui vient à l'encóntre de l'explication donnée par Renon.

Nous voyons donc que parmi ces derniers signes que nous venons de décrire certains admettent des exceptions et même, d'après Renon, des exceptions assez nombreuses. Nous retiendrons donc surtout les trois grands caractères principaux : l'extrême abondance des kystes, leur diffusion dans la totalité de la glande, leur bilatéralité.

CHAPITRE III

Étude anatomo-pathologique de la maladie kystique de la mamelle

---

Nombreux sont les auteurs qui ont étudié l'anatomie pathologique de la maladie kystique de Reclus. Chacun a édifié sa théorie. Nous nous proposons au cours de ce chapitre, après avoir étudié les différentes théories émises par les auteurs, de dégager une conclusion précise étayée autant sur l'étude et la critique de ces opinions diverses que sur l'analyse de notre observation 1, observation de la maladie kystique type comparée avec nos observations d'adénome kystique et d'epithélioma intra-canaliculaire (ob. 2, 3, 4, 5).

C'est à des lésions de mastite chronique interstitielle que nombre d'auteurs ont rattaché la formation des kystes, et, dans beaucoup de traités classiques on retrouve cette notion.

Toute une série d'auteurs ont, après *Billroth*, placé le maximum des lésions dans le tissu conjonctif et ont

expliqué par sa rétraction l'étranglement des canaux
galactophores et leur distension due à la rétention et
surtout à l'écartement mécanique de leurs parois par
le tissu scléreux .

König, sans nous donner d'exemples bien démons-
tratifs pense que l'on a affaire à des lésions de mastite chronique interstitielle.

Sasse, croit que dans certains cas les kystes sont formés par l'étranglement dû aux lésions de mastite chronique interstitielle, dans d'autres cas qu'ils sont consécutifs à des altérations épithéliales. En dehors de
l'inflammation chronique du tissu conjonctif il admet donc des modifications épithéliales portant sur les
acinis. Sasse veut de plus que tous les kystes soient
développés dans les canaux galactophores. Nous sommes en droit de taxer cela d'affirmation pure et simple car il ne nous apporte aucune preuve. Et d'ailleurs :
comment du liquide pourrait-il s'accumuler dans un
point quelconque du système glandulaire s'il n'y avait
pas d'éléments épithéliaux pour fournir le « primum
movens » de la formation kystique ?

Schänstedt (1), admet que les kystes peuvent se
former par prolifération active de l'épithélium et il
nous cite le cas d'une maladie kystique chez une femme de 42 ans. Il signale la dilatation d'un grand nombre d'acinis qui forment de petits kystes présentant un
épithelium pluristratifié.

(1) Inaug. Diss. Rostock, 1894.

A propos d'une présentation à la Société de Gyn. d'Obst. et de Poed de Bordeaux d'une pièce de maladie kystique par *Anderondias, Coyne* prit la parole et dit que la maladie kystique est dûe à une néoformation conjonctive diffuse passant par un premier stade de prolifération, d'où un état éléphantiasique possible de la mamelle, puis sclérose et étranglement des canaux excréteurs et formation de kystes par rétention. Et cependant nous avons trouvé mentionné dans cette observation que les parois des kystes étaient tapissées de cellules cubiques ayant subi une dégénérescence graisseuse et tombant dans la cavité du kyste. *Coyne* d'ailleurs dans la dernière édition de son traité d'anatomie pathologique décrit ces mêmes formations kystiques comme des modes d'évolution possible des adénomes.

Kônig (2), qui, au début, était partisan de la mastite interstitielle, s'aperçut aussi des altérations épitheliales, et, à l'ancien nom de mastite chronique interstitielle, il substitua celui de mastitis chronica cystica, et il reproche amèrement à Reclus d'avoir oublié de mentionner ses recherches sur la dégénérescence kystique de la mamelle. Quoiqu'il en soit, voici pour Kônig quelles sont les lésions que présente sa mastitis chronica cystica.

« L'aspect macroscopique de la glande, dit-il, est « caractéristique. Les formations kystiques siègent le

(1) Centralbl. f. Chir. 1894.

« plus souvent du côté du grand pectoral ; tantôt on
« voit de gros noyaux ronds brunâtres, tantôt de pe-
« tits noyaux gris ; on trouve souvent aussi à côté
« d'eux des vésicules grosses comme des têtes d'épin-
« gle ou des grains de raisin. Si on coupe les vésicules
« et les petits kystes, il en jaillit du liquide, indice
« de la pression sous laquelle se trouve la paroi du
« kyste. Dans le tissu glandulaire qui semble par pla-
« ces muqueux, on voit des fissures et des vésicules
« coupées de tailles différentes.

« L'histologie est très caractéristique.

« Il y a des lésions définies de la glande existant
« avec des lésions du tissu interstitiel. L'intérieur des
« acinis, comme des petits canaux excréteurs com-
« mence à se remplir de cellules ; l'épithelium est sou-
« vent stratifié à la suite d'une multiplication rapide ;
« la nouvelle couche desquame cependant rapide-
« ment. A la suite de cela, les parois des acinis se
« dilatent, quelques-uns se confondent les uns dans
« les autres et il en résulte de grandes cavités où se
« trouvent des débris cellulaires, des corpuscules
« graisseux, et de la sérosité trouble. La plupart du
« temps les canaux excréteurs forment des kystes. Les
« kystes s'agrandissent par la confluence et la dilata-
« tion dûe à la pression du kyste. Il est sans impor-
« tance pour la nature inflammatoire de ce processus
« de savoir si les nodules sont dûs à l'irritation de la
« glande ou s'ils constituent toute la maladie. Je ne
« puis décider quelle forme on trouve le plus sou-

« vent, celle où les vésicules dégénèrent, ou celle où,
« comme dans la glande en lactation, il se forme de
« nouveaux nodules qui dégénèrent ensuite avec les
« anciens. On n'a pas le droit ici de parler d'adéno-
« me, ou alors, il faudrait considérer la glande en
« lactation comme un adénome.

« J'insiste avec tous les auteurs sur l'état tout dif-
« férent du tissu interstitiel. Régulièrement, quand
« j'avais affaire à des nodules relativement jeunes, je
« trouvais le tissu conjonctif très développé avec des
« noyaux et de nombreux leucocytes. Les vieux nodu-
« les sont facilement reconnaissables à la dureté fi-
« breuse du tissu conjonctif. Cette dureté est en rap-
« port avec celle des noyaux, qui se répandent peu à
« peu dans la glande. »

On le voit *König* décrit et des altérations du tissu
conjonctif et des lésions de l'épithelium, auxquelles il
attache même tant d'importance qu'à l'ancien mot
d'interstitiel il a substitué celui de kystique pour bien
marquer l'importance qu'il attachait à ces lésions épithéliales.

Pierre Delbet communiqua, le 6 janvier 1893, à la
Société anatomique des coupes provenant de seins atteints de maladies kystiques et amputés par Reclus. Au
point de vue macroscopique les seins avaient surtout
l'apparence scléreuse, les kystes y étaient rares ; aussi
Delbet rappelle-t-il les relations qui unissent les formations kystiques aux tumeurs noueuses et fibromes multiples. Le tissu conjonctif est ordonné de la façon sui-

vante : La disposition lobulaire est conservée, mais le
tissu conjonctif intercalaire est lâche et lamelleux, tandis que le tissu conjonctif interlobulaire périacineux
est ordonné en strates concentriques encerclant les
acinis. Tout ce tissu est fibreux, mais infiltré de cellules embryonnaires, surtout au voisinage des éléments
glandulaires.

Les culs-de-sac glandulaires présentent un épithelium proliféré et si l'activité épithéliale l'emporte, on
assiste à la formation d'un petit kyste ; des lésions analogues s'observent du côté des canaux excréteurs.

En vertu de ces deux processus pathologiques : réaction fibreuse d'une part, prolifération des éléments
glandulaires d'autre part, conduisant à des dilatations
kystiques. *Delbet* conclut que la maladie kystique n'est
qu'une modalité des mammites chroniques, mais croit
que la lésion épitheliale est antérieure à la lésion conjonctive.

. Antérieurement et par une sorte de réaction contre
le terme d'épitheliome kystique intra-acineux employé
par *Brissaud* pour caractériser le syndrome dont Reclus voulait faire une entité morbide, il fut publié
toute une série de faits qui vont nous montrer les altérations épitheliales des acinis ; toutes altérations que
l'on rangeait sous la rubrique de mastites chroniques.

C'est l'observavtion de *Besançon* et *Broca* (1) dans

(1) BESANÇON et BROCA. — *Bull. Soc. Anat.*, 1886, p. 38.

laquelle les auteurs ne signalent aucune altération du
tissu conjonctif, mais une prolifération épithéliale très
marquée et une dégénérescence de ces cellules qui
transforme l'acinus en cavité kystique. Ce sont les
deux observations de *Toupet* (1), où, à côté d'altérations épitheliales, il y avait des nodosités inflammatoires dans le tissu conjonctif ; celle de *Rochard* (2) dont
les pièces présentées à la Société anatomique suscitè-
rent une vive discussion ; les membres présents
croyant qu'on devait toujours trouver dans les cas de
maladies kystiques des néoformations épitheliales très
marquées, ne voulaient la considérer que comme une
mastite chronique. Et cependant en dehors des lésions interstitielles il y avait aussi dans ces cas des
altérations acineuses : multiplication épithéliale, dilatation.

Quènu (3), dans la discussion de la Société de chirurgie, fut un des premiers à montrer le rôle primor-
dial joué par l'épithélium dans la formation des kystes
multiples de la mamelle. Il décrivit des acinis aug-
mentés de volume et tapissés d'un épithelium cubique,
dont certaines cellules paraissent subir une évolution
graisseuse. Le tissu conjonctif est fibreux, encercle souvent les acinis, mais est exempt de toute trace d'inflammation. En somme on trouve sur les coupes un

(1) Toupet, *Semaine Médicale*, 1890. p. 370.
(2) Rochard, *Archives de la Médecine*, 1891. t. II, p. 83.
(3) *Bull. Soc. Chir.*, 1888. p. 172.

processus irritatif de l'épithelium acineux, la formation
des kystes.

Quènu conclut qu'on a affaire à une cirrhose épithéliale kystique du sein, affection d'origine inflammatoire, mais ne revêlant pas le type banal de la mastite
chronique, et qui, par conséquent, n'est pas à rap-
procher non plus de l'adénome ou du fibrome. Nous
avons vu que cette théorie est presque entièrement
adoptée par Delbet, qui cependant, dans la description
des lésions, donne plus d'importance à celles du tissu
conjonctif.

Brissaud (1) avait donné une toute autre interpré-
tation à propos des préparations qu'il avait faites de
kystes multiples de la mamelle que Reclus lui avait
communiqués. Il décrivait cependant exactement les
mêmes lésions :

« Les lésions histologiques que nous venons de ré-
« sumer consistent essentiellement dans une activité
« pervertie des acinis glandulaires. Cette activité plus
« ou moins intense, plus ou moins rapide suivant les
« régions donne au parenchyme sectionné des aspects
« divers ; mais c'est toujours un parenchyme presque
« normal en apparence qui constitue la totalité de la
« glande. Le tissu interstitiel est sain, et les voies ga-
« lactophores sont simplement modifiées dans leur di-
« mension et dans leur contenu. Quant aux kystes abso-
« lument indépendants, quant à leur origine, du stro-

(1) BRISSAUD, *Arch. de phys. norm. et path.*, 1884, p. 98.

« ma cellulo-fibreux, ils sont le résultat ultime du
« même travail épithélial qui a tout d'abord provoqué
« la dilatation des acinis et des lobules. »

Mais tandis que *Quénu* voit avec raison dans ces
modifications épithéliales un processus d'ordre inflammatoire, *Brissaud*, en introduisant le nom « d'épitheliome acineux intra-kystique », adopté d'ailleurs par
Reclus, tout en faisant des réserves sur le degré de
malignité, n'en avait pas moins considéré la lésion
comme néoplasique. Et si, dans l'esprit de l'histolo-
giste, épitheliome et néoplasie correspondaient à des
constatations microscopiques, dans l'esprit d'un chirurgien cela devenait synonyme de cancer et on devait en
effet quelque temps considérer cette évolution kystique
comme une affection particulièrement maligne.

Nous voyons donc que les lésions d'une mamelle kystique ont subi maintes appréciations différentes. Par
une progression croissante nous avons passé en revue
les observations où l'on attachait le plus d'importance
aux lésions conjonctives, aux lésions conjonctivo-épi-
théliales et enfin aux lésions épithéliales seules.

CHAPITRE IV

Recherches personnelles

Pour ces recherches nous nous sommes servis de la méthode suivante : nous avons prélevé des fragments des mamelles à décrire. Ces fragments ont été laissés 24 heures dans l'alcool absolu, 24 heures dans l'acetone. Nous les avons montés sur paraffine et nous avont fait les coupes au microtome.

Les coupes ont été ensuite posées sur lamelles, colorées par l'hématoxyline et l'éosine et montées au baume du Canada.

Parmi les nombreuses pièces de Maladie kystique de la mamelle que nous avons étudiées dans le laboratoire d'anatomie pathologique où M. le professeur Tapie nous accorda une si bienveillante hospitalité, nous avons choisi celle qui nous a paru réunir le mieux les caractère de la maladie kystique de Reclus. Les autres, à part quelques légères variantes, ne sont que la reproduction exacte de celle que nous avons choisie et que nous avons rédigée pour notre thèse. Nous n'avons pas cru utile de les rédiger afin de ne pas nous exposer à des redites. Après cette observation de maladie kystique nous avons encore étudié des coupes d'adénome kystique et d'épithelioma intra-canaliculaire. Après avoir décrit les lésions que nous avons trouvées dans notre maladie kystique nous nous proposons de montrer qu'entre cette maladie kystique, cet adénome kystique et l'épithelioma intracanaliculaire il y a une étroite parenté. 'L'étude, l'analyse de nos observations, la comparaison entre les dessins des différentes coupes nous montrera encore mieux cette frappante analogie entre ces trois affections qui peuvent paraître si dissemblables au premier abord.

OBSERVATION PREMIÉRE

(Personnelle.)

MALADIE KYSTIQUE BILATÉRALE DE LA MAMELLE

Mme R., âgée aujourd'hui de 45 ans, veuve, sans enfants. N'a eu qu'une seule grossesse qui a été interrompue à quatre mois et demi par un avortement.

Antécédents héréditaires. — La malade est de souche arthritique, le père est asthmatique et la mère rhumatisante.

Antécédents personnels. — Sujette à des migraines très violentes. Arthritique et neurasthénique. Teint bilieux. Menstruation toujours irrégulière s'accompagnant de vives douleurs des seins.

Il y a quinze ans, métrite pour laquelle elle a été longtemps soignée ; douleurs réflexes s'irradiant en sens divers. Seins toujours très sensibles.

1° *Mamelle gauche.* — A l'âge de 40 ans, le sein gauche devient particulièrement douloureux et déjà la douleur à point de départ mammaire s'irradie vers le bras gauche ; pendant plusieurs mois cette douleur va toujours en augmentant d'intensité. Un point induré apparaît à trois centimètres du mamelon, du côté interne. Le mamelon conserve sa saillie, la peau n'est pas ridée, les ganglions de l'aisselle paraissent indemnes.

Les mois passent et l'état de la malade ne s'amé-
liore pas, la neurasthénie s'accentue car les douleurs
de plus en plus vives éloignent le sommeil ; la malade
en arrive à ne plus penser qu'à son sein, préoccupée,
non par la nature de la tumeur qui paraît, mais par
les douleurs qui empêchent tout repos.

Un an après son apparition la tumeur a pris très
nettement la forme d'une amande très dure et dou-
loureuse. La peau et les ganglions sont toujours in-
tacts. En dehors de la tumeur la glande paraît saine
quoique un peu ferme. On ne trouve aucune granula-
tion, aucune nodosité de surface.

La malade demande instamment à être débarrassée
de sa tumeur qui provoque des irradiations extrêmement douloureuses vers le bras.

La nature de la tumeur paraît douteuse. Des signes
de bénignité existent incontestablement, ce sont : l'intégrité de la peau et des ganglions, le mamelon qui
n'est pas rétracté, mais d'autre part la tumeur très
dure fait corps avec la glande. Elle ne se montre pas
mobile par rapport au tissu glandulaire au contact
duquel elle se trouve ; elle ne donne par conséquent
pas l'impression d'être isolable et encapsulée.

Deux médecins appelés en consultation considèrent
la tumeur comme suspecte et conseillent l'ablation de
la glande mammaire, ablation indiquée d'ailleurs par
la violence même des douleurs. La mamelle droite
n'est le siège d'aucune douleur et peut être considérée
comme saine. Toutefois un examen attentif et une pal-

pation minutieuse font découvrir deux ou trois petites zones indurées, noyées dans la glande mammaire.

Ajoutons que ces zones doivent être recherchées, qu'elles passeront inaperçues à un examen superficiel.

Opération : 18 juillet 1910. — La mamelle est amputée le 18 juillet. L'opération a lieu sans incident. Les suites de l'opération sont normales.

Examen macroscopique

Sur la table même d'opération, la tumeur est incisée : il s'en écoule un liquide un peu trouble, 25 grammes environ.

Une incision médiane divisant la glande de la profondeur vers la surface nous permet de découvrir une glande mammaire diminuée de volume, ratatinée, à aspect blanchâtre et homogène. La surface de section apparaît parsemée de cavités kystiques d'un égal volume et aux limites de la glande, la graisse se montre en pelotons volumineux au contact même du tissu glandulaire.

Les cavités kystiques ouvertes par cette première section ont une paroi absolument lisse et brillante. Certaines sont régulièrement arrondies, du volume d'un gros pois, d'autres à peine punctiformes avec tous les intermédiaires. Certaines sont plus grandes, plus irrégulières, cloisonnées. Le tissu mammaire au sein duquel les kystes sont creusés n'a pas la couleur blanc laiteux qu'il offre à l'état normal, mais d'autre part, il ne présente pas l'aspect nacré et fibreux de la plupart des adénomes du sein. Les pelotons graisseux s'insinuent assez profondément à la périphérie du tissu mammaire.

Une deuxième incision perpendiculaire à la première passe par le milieu de multiples cavités kysti- ques dont la plus grande a le volume d'une grosse noi- sette. Elle est remplie d'un liquide muqueux filant, ta- pissée d'une membrane blanche et nacrée. Ce liquide filant est teinté de noir. Cette coloration est due très certainement à d'anciennes hémorragies. C'est une membrane d'enveloppe très distincte, comme une pe- lure d'oignon qui tapisse le kyste. On peut la détacher sur les bords avec la pince. Cette même coupe mon- tre la section des cavités kystiques beaucoup plus pe- tites, la plupart arrondies.

Nous multiplions les coupes en sens divers et par- tout nous trouvons de nombreuses cavités visibles à l'œil nu, qui représentent autant de kystes en minia- ture et dont il n'est pas possible de supputer le nom- bre.

La section qui porte sur un des pôles de la glande montre un tissu plus homogène où les cavités kysti- ques sont moins nombreuses. Par contre au pôle op- posé les cavités kystiques sont si nombreuses que la coupe prend l'aspect de fromage de gruyère.

Poursuivant la section vers le mamelon nous avons acquis la conviction qu'il était sain, non rétracté, bien

que les kystes les plus voisins fussent au contact presque immédiat de la base du mamelon.

2° *Mamelle droite.* — Les douleurs névralgiques du
coté opéré avaient survécu à l'ablation du sein. Elles al-
laient pourtant s'alténuant lorsque, vers la fin de la
première année qui suivit l'opération, le sein droit de-
vint à son tour très douloureux. Les zones indurées
précédemment signalées s'étendirent en profondeur,
augmentèrent de volume et bien que leur situation profonde ne permit pas de les délimiter il était permis de
supposer que la plus grosse atteignait le volume d'une
noix. Ici comme à gauche le mamelon conserva ses
saillies, la peau sa mobilité et la mamelle sa forme
générale. Il fallait prendre le sein en masse pour sen-
tir dans la profondeur les masses dures qui auraient
pu en imposer pour une tumeur maligne infiltrée, mais
sur la nature desquelles un doute ne pouvait persister
après la constation des lésions faite à gauche. Nous in-
sistons sur cette dureté vraiment exceptionnelle que
présentaient ces masses kystiques, dureté presque com-
parable à celle d'un fibrome.

Les douleurs devinrent si vives que la malade de-
manda pour la seconde fois l'intervention chirurgicale
et voulut être débarrassée d'une glande siège d'élancements s'irradiant vers le bras et éloignant tout sommeil.

Le 1er juin 1912, deux ans après la première opération, la deuxième mamelle fut enlevée en masse.

Des kystes nombreux dessinaient leurs saillies vers la face pectorale de la glande. Ces kystes remplis d'un liquide clair dans certaines cavités et légèrement louche dans d'autres, ne dépassaient pas le volume d'une grosse noisette. Au nombre de huit à dix environ visibles avant toute section ils donnaient à cette partie profonde de la glande un aspect mamelonné.

Incision de la face profonde vers la peau. — Cette incision montre une couche de graisse épaisse sous-cutanée et nous permet de constater que le tissu mammaire est réduit à une mince couche assez ferme, traversée en sens divers par diverses cavités kystiques.

L'aspect général de la coupe n'est pas le même que pour le sein droit, bien que les lésions fondamentales kystiques paraissent identiques.

La mamelle est somme toute réduite à une lame aplatie remplie de cavités kystiques. Le tissu est peut-être plus ferme et plus dur qu'à gauche. Les cavités kystiques sont tapissées d'une membrane lisse assez épaisse qu'il semble possible de détacher de la paroi qui la supporte.

Des coupes isolées, portant sur les parties qui paraissent le plus fermes montrent un tissu ferme parsemé de microkystes. Cet aspect est en certains points analogue à celui décrit pour la mamelle gauche. Ces microkystes groupés en nombre variable sont extrêmement nombreux. Il suffit de pratiquer de nouvelles coupes pour en découvrir de nouveaux. Il est impos-

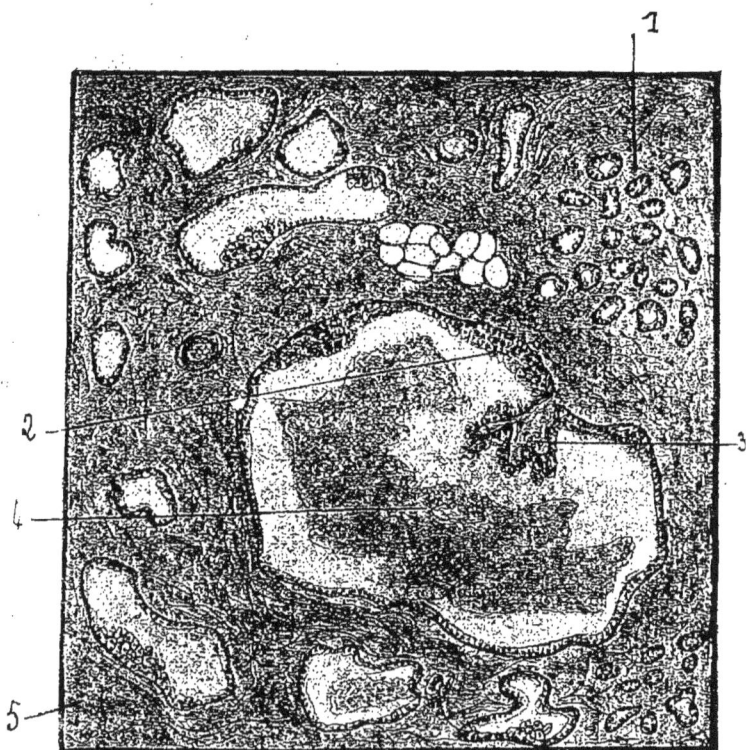

OBSERVATION PREMIÈRE. — Mme R. (Maladie kystique).
Mamelle gauche

1. Lobules adénomateux. — 2. Epithélium pluristratifié. — 3. Végétation fibro-épithéliale. — 4. Cavité kystique. — 5. Tissu conjonctif interstitiel.

sible d'en supputer le nombre, le tissu en est réelle-
ment farci.

Examen microscopique

1° *Mamelle gauche.* — La première coupe nous offre
au milieu des lames fibreuses des lobules adénomateux
formés d'acinis dont le nombre et le volume sont de
beaucoup plus grands que la normale. Chaque cavité
d'acinus est tapissée d'une ou plusieurs couches de
cellules épithéliales. L'épithelium est en ce moment
comme dans les glandes en lactation. Déjà dans certains acinis se manifeste la tendance à la dilatation.
L'un d'eux, isolé du groupe principal, un peu plus
agrandi, montre sur un point de la paroi une végétation papillaire. Celte végétation est formée par un axe
conjonctif délié, tapissé de deux ou trois couches de
cellules épithéliales. Un peu à sa droite, nous trouvons
une cavité beaucoup plus grande visible d'ailleurs à
l'œil nu. La préparation est parsemée de ces mêmes
lobules adénomateux où en plus de l'augmentation de
volume des acinis nous avons de la dilatation de certains d'entre eux. Autour de ces lobules on voit un
tissu conjonctif dense, formé de nattes ondulées, assez
pauvres en cellules et cette charpente hypertrophiée ne
présente en aucun point des signes d'inflammation.

Des coupes pratiquées en d'autres points de la même mamelle nous montrent une série de kystes d'iné-
gal volume, presque adossés les uns aux autres. Ces
kystes sont séparés par des restes de tissu de la mamelle

où se voient des lobules adénomateux qui ont tout à
fait l'aspect de ceux précédemment décrits. Les kystes très grands et très nombreux sont parfois séparés par de fines cloisons dont le centre est occupé par
un filament conjonctif tapissé sur ses deux faces de
grandes cellules épithéliales. Parfois aussi ces cloisons
sont incomplètes et sur un point de la paroi d'un grand
kyste on voit un véritable éperon. Cet éperon s'avance
vers l'intérieur du kyste et le cloisonne incomplête-
ment. Cette végétation fibro-épithéliale nage ainsi
dans le liquide kystique. Au point d'adossement de
plusieurs kystes les cloisons de séparation nous don-
nent des lobules adénomateux avec des acinis dilatés et
en ces points la dégénérescence kystique paraît complète.

Sur nos coupes la réaction de la charpente conjonctive paraît bien modérée et l'activité épithéliale nous
paraît l'emporter de beaucoup sur la prolifération conjonctive.

Telle est l'activité épithéliale que, dans certains kystes à côté des végétations papilliformes dirigées vers
l'intérieur du kyste, il existe en d'autres points des
dépressions en culs-de-sac vers l'extérieur en plein tissu
conjonctif qui environne le kyste. Ces dépressions fi-
nissent par s'isoler et se montrer comme cavités indé-
pendantes et c'est ainsi que l'activité de la paroi donne lieu à un double processus histologique, papillomateux vers l'intérieur, adénomateux vers l'extérieur com-

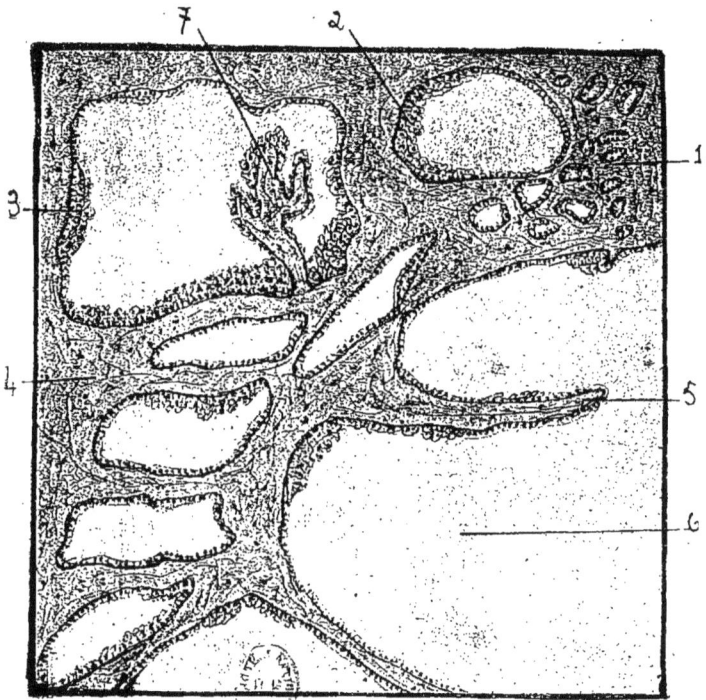

OBSERVATION PREMIERE. — Mme R. (Maladie kystique).
(Mamelle droite)

1. Lobules adénomateux. — 2-3. Epithélium pluristratifié. — 4. Tissu conjonctif interstitiel. — 5. Vestige de cloison fibro-épithéliale. — 6 Grand kyste. — 7. Végétation fibro-épithéliale.

me cela se voit dans un grand nombre de kystes de l'ovaire.

De cet examen il résulte que tous les lobules adénomateux, acinis multipliés et en pleine activité, plongés dans une substance fibreuse dense mais non enflammée, ont une tendance manifeste à la dilatation quelle que soit leur situation au milieu des lames fibreuses ou dans les cloisons qui séparent les kystes.

L'activité épithéliale nous paraît être le « primum movens » de ces transformations.

2° *Mamelle droite*.— L'examen histologique de la mamelle droite offre les plus grandes analogies avec celui de la mamelle gauche. L'évolution paraît cependant un peu moins avancée qu'à gauche. Au milieu d'un tissu conjonctif dense entrecoupé de lobules graisseux, nous trouvons irrégulièrement distribués des lobules adénomateux où l'épithelium est en activité manifeste, où certains acinis ont déjà subi un commencement de dilatation, où d'autres ont poussé des végétations vers l'extérieur. La charpente conjonctive constitue autour de chaque acinus une collerette distincte et jamais l'épithelium ne s'infiltre librement dans le tissu ambiant. La charpente forme une natte conjonctive adulte et très pauvre en cellules. Les microkystes, en parcourant les coupes, se rencontrent très nombreux. Ils sont parsemés çà et là au milieu des groupes adénomateux. Chacun d'eux est toujours formé d'une enveloppe conjonctive tapissée d'une couche épithéliale uni ou pluristratifiée. Certains de ces kystes ont leurs contours déformés par des éperons multiples qui s'avancent vers le centre sans arriver à se toucher. En d'autres points des groupes d'acini adossés se dilatent en kystes et bien que beaucoup d'entre eux aient quelques végétations papilliformes fibro-épithéliales, la tendance à la formation de ces végétations est peut-être moins marquée que dans le sein gauche. Nous retrouvons encore ici ces végétations que l'épithelium pousse en dehors de la paroi, décrites dans le sein gauche et qui témoignent à un plus haut degré de l'activité épithéliale. La charpente, nous le répétons, n'offre aucun signe de réaction inflammatoire. Elle se laisse refouler ou pénétrer par la prolifération épithéliale et semble ne jouer qu'un rôle passif.

De cette première observation nous pouvons tirer des conclusions sur les modifications anatomiques qui s'observent dans les seins atteints de dégénérescence kystique.

Nous pouvons tout d'abord affirmer un fait très net : c'est que c'est toujours au niveau de l'épithelium glandulaire que nous rencontrons toujours le maximum des lésions. Les acinis sont toujours atteints. Nous constatons aussi la difficulté que nous avons à différencier les acinis des canaux excréteurs. Quand il s'agit d'une formation kystique il est bien difficile de spécifier si elle était produite aux dépens d'un canal ou d'un acinus. Bien plus, nous croyons avec Renon qu'elles ont une origine exclusivement acinienne. On

remarquera en effet, sur nos coupes, que le groupe-
ment, les rapports avec les acinis voisins viennent
combattre l'hypothèse de la dilatation canaliculaire.
Nous avons aussi en vain cherché des traces de lésions
du tissu interstitiel ; partout, sur toutes nos coupes, il
est disposé en nattes conjonctives normales qui ne
nous ont présenté aucune trace de réaction inflammatoire. Nous avons voulu essayer avec Delbet d'éta-
blir une différence entre le tissu conjonctif interlobulaire et le tissu conjonctif interlobulaire périacineux. Là encore, nos coupes le démontrent, nous n'a-
vons pu trouver aucun trait de différenciation

Nous dirons donc : tissu interstitiel adulte, nullement modifié.

Nous avons constaté du côté des acinis, au contraire, des lésions fort intéressantes. Nous avons rarement
trouvé des acinis normaux. Tous présentaient un certain degré d'altération. Les classiques nous apprennent
que l'épithelium acinien, est un épithelium cubique
à une seule couche. Au moment de la grossesse cet
épithelium se multiplie. Mais cette multiplication de
l'épithelium ne se fait jamais par superposition, mais
par juxtaposition. Or que l'on regarde notre coupe ɪ,
et l'on verra sur la paroi du grand kyste un épithelium
pluristratifié et toutes nos autres coupes présentaient
la même anomalie. Dès le début de l'examen histologique de la mamelle gauche nous signalons cette prolifération épithéliale. En même temps que l'épithelium
se multiplie l'acinus grandit. Cependant les cellules les

plus centrales se desquament, leurs débris se mêlent au produit de la sécrétion de l'épithelium mammaire qui occupe la lumière de la cavité. Nous pouvons observer encore sur nos coupes que les acinis augmentant de plus en plus de volume amincissent jusqu'à l'extrème les cloisons de tissu conjonctif qui les sépare et se réunissent en fin de compte pour former un grand kyste. C'est en somme là le premier mode d'accroissement des kystes en voie de formation. Souvent encore nous avons vu des végétations fibro-épithéliales s'avançant à l'intérieur du kyste et nageant ainsi dans le liquide kystique. Sur notre coupe 2 nous voyons un véritable éperon formé d'un axe conjonctif revêtu d'une couche épithéliale qui s'avance ainsi dans l'intérieur du kyste à la manière d'un promontoire. L'activité épithéliale est portée à un tel degré d'exaltation que non seulement elle engendre un processus papillomateux vers l'intérieur du kyste, mais encore un processus adénomateux vers l'extérieur.

Nous sommes donc en droit de conclure que la charpente ne nous offrant, dans aucun cas, aucun signe de réaction inflammatoire, nous nous trouvons en présence d'une prolifération épithéliale qui constitue à elle seule la lésion caractéristique, le tissu conjonctif se laissant simplement refouler et ne jouant qu'un rôle passif.

Nature des lésions

Dans quelle classe peut-on ranger les diverses altérations que nous avons passées en revue ? Nous ne

croyons pas, répondons-nous, que nous puissions faire
de la Maladie kystique de Reclus une entité Anatomo-
Pathologique, au même titre du moins qu'il nous a
été facile d'en faire une entité clinique. Pour bien le
démontrer nous donnons ci-après les observations 2
et 3 d'adénome kystique et les observations 4 et 5 d'épithélioma intra-canaliculaire. Nous verrons que nous
trouverons les plus grandes ressemblances entre toutes
ces pièces, entre toutes ces coupes.

OBSERVATION II

(Personnelle)

Adénome kystique (kyste unique). — Mme N... âgée
de 46 ans, n'ayant jamais eu d'enfants, complexion
délicate, s'est aperçue depuis quelques mois seulement
de l'existence d'une tumeur du sein gauche, située du
côté interne de la glande. Depuis trois mois la tumeur
a pris une extension considérable et rapide. Le mamelon n'est pas rétracté, la peau n'est pas adhérente. Il
n'y a pas d'engorgement ganglionnaire.

La tumeur fait corps avec la glande et ne paraît en
aucune façon énucléable.

L'opération est décidée et pratiquée le 7 octobre
1909.

1° *Examen anatorito-pathologique*. — Une incision passant par le grand axe de la mamelle et qui divise le mamelon, ouvre une grande cavité kystique du volume d'une mandarine, remplie d'un liquide clair et légèrement filant. Le kyste occupe l'extrémité interne de la glande mammaire. Ce qui reste de la glande est ratatiné. L'aspect est blanchâtre, la consistance ferme. Ces restes de glande sont entourés de graisse et parfois même pénétrés par les lobules graisseux. En y regardant de près on remarque sur ce tissu homogène trois ou quatre petits orifices qui sont peut-être des ébauches de formations kystiques.

La paroi du kyste est formée par une membrane conjonctive isolable qui se plisse, se ride lorsque la cavité kystique est vidée.

Des coupes parallèles à la première pratiquées en dehors du mamelon montrent une mamelle ratatinée noyée dans la graisse, d'aspect homogène, blanchâtre, de consistance ferme. Sur la tranche on voit les mêmes cinq ou six petits orifices sus-mentionnés à peine visibles et en outre une petite cavité arrondie remplie d'un liquide muqueux, formation kystique qui ne dépasse pas le volume d'un grain de chênevis.

2° *Examen histologique*.— Dans un stroma fibreux se trouvent disséminés des lobules adénomateux très nets, très circonscrits dont l'examen offre un réel intérêt. Certains de ces lobules sont remarquables par la mul-

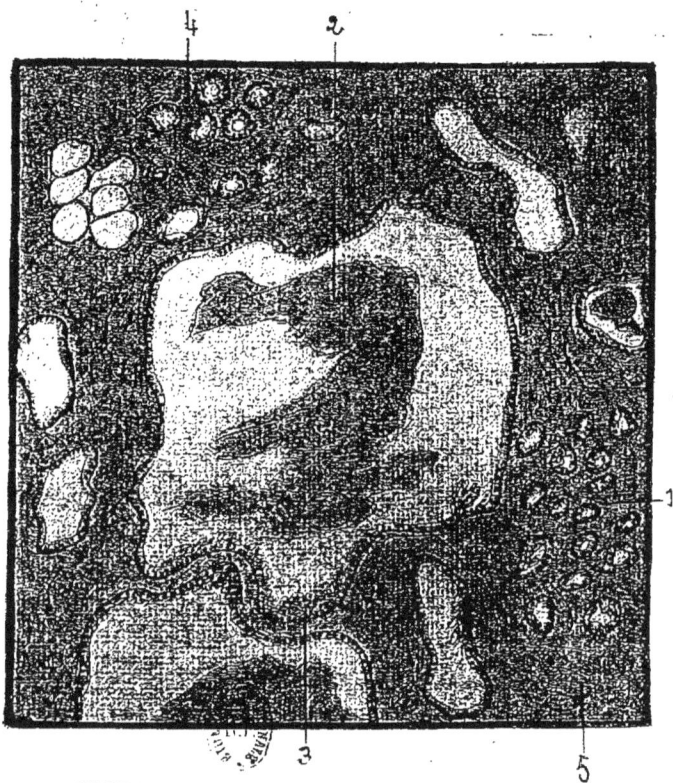

OBSERVATION II. — Mme N. (Adénome kystique).
1 et 4. Lobules adénomateux. — 2. Grand kyste. — 3. Epithélium pluristratifié
5. Tissu conjonctif interstitiel.

tiplication des acinis (adénome acineux), d'autres ont un aspect arborescent, dendritique. Tous sont remarquables par la prolifération épithéliale intense qu'ils présentent. Les cavités acineuses sont tapissées d'un épithelium uni ou pluristratifié. Cette prolifération ne va jamais jusqu'à combler la lumière des tubes glandulaires ou des acinis. Ceux-ci ont toujours une lumière centrale libre. Il n'est presque pas de lobules adénomateux où la tendance à la dilatation des tubes ne soit observé ainsi que le montrent les figures ci-contre. Des kystes visibles à l'œil nu sont tapissés d'une couche d'épithelium cubique. La tendance aux végétations fibro-épithéliales de la paroi n'est pas très marquée, mais elle existe pourtant. Certains tubes dilatés nous montrent de véritables végétations papilliformes, tapissées d'épithelium et dirigées vers le centre du tube.

Le tissu conjonctif charpente ou strome des lobules est composé de nattes adultes, fibrillaires, tapissées de cellules conjonctives extrêmement amincies et allongées. Il ne nous présente en aucun point des indices de réaction inflammatoire. Il nous paraît toujours jouer un rôle effacé et céder devant la prolifération épithéliale.

OBSERVATION III

(Personnelle)

Adénome kystique. — Mme L..., âgée de cinquante
trois ans est habituellement en bonne santé. Encore
réglée. Elle a eu plusieurs enfants. Elle s'est aperçue
il y a seulement trois mois de l'existence d'une tumeur
occupant le pôle inférieur de la glande mammaire. Cette tumeur est arrondie et très dure. Elle donne l'impression d'une tumeur solide. Grosse comme un gros
marron d'Inde cette tumeur fait corps avec la glande.
Elle n'est pas mobile sur elle. Le mamelon n'est pas rétracté, la peau n'est pas adhérente. Il n'y a pas de ganglions dans l'aisselle.

L'opération est décidée et pratiquée le 25 octobre
1910.

1° *Examen macroscopique.* — Une incision portant
sur la tumeur ouvre un kyste unique. De ce kyste unique, jaillit à la pression un liquide séreux. Les parois du
kyste sont lisses et brillantes, soulevées çà et là par des
tractus déformant légèrement la paroi. La glande
mammaire noyée dans la graisse est réduite à un petit
volume. Son aspect est homogène et blanchâtre. Nous
ne trouvons aucun autre kyste, mais seulement en
quelques points quelques petites dilatations punctiformes. A la coupe le tissu crie légèrement sous le

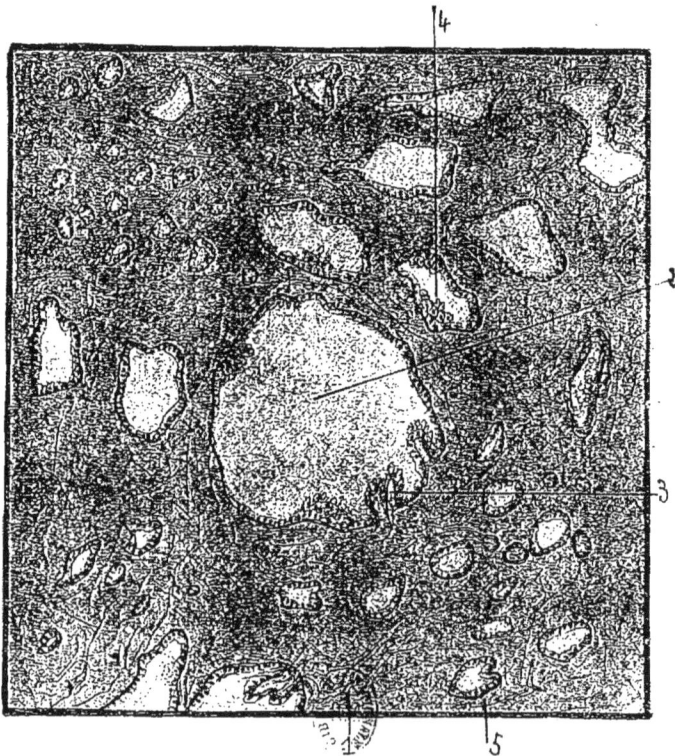

OBSERVATION III. — Mme L. (Adénome kystique)
1. Tissu conjonctif interstitiel. — 2. Grand kyste. — 3. Végét. fibro-épithéliales. — 4. Epithélium pluristratifié. — 5. Lobules adénomateux.

rasoir. On a beau multiplier les sections, on ne trouve pas d'autres kystes que celui précédemment décrit.

2° *Examen microcopique*. — Nous avons pratiqué des coupes en plusieurs points.

A. — La première coupe nous présente d'énormes lobules adénomateux avec des acinis dilatés, plongés dans un tissu fibreux adulte. En parcourant la coupe nous trouvons des tubes dilatés, irréguliers et enfin des microkystes formés d'une paroi conjonctive revêtue d'un épithelium cubique. Sur leurs parois on remarque des végétations fibro-épithéliales s'avançant comme un promontoire dans la cavité du kyste. Ces cavités kystiques sont nombreuses et ont toutes les mêmes caractères, c'est à dire des végétations sur leurs parois. Il n'y a presque pas de lobules adénomateux qui n'en aient plusieurs. La charpente est formée par du tissu conjonctif au milieu duquel la graisse abonde.

B. — La deuxième coupe nous présente les mêmes caractères à assigner aux lobules adénomateux et aux dilatations kystiques. Certaines végétations fibro-épithéliales qui s'avancent vers l'intérieur des kystes sont cependant remarquables par leur hauteur et leur aspect arborescent. Nées du fond de la paroi kystique elles tendent à la combler. Nous voyons en certains points des cavités kystiques qui se distinguent nettement des autres par les caractères de leur épithelium. Adossées les unes aux autres elles se déforment par pression réciproque. Leur épithelium est cons-

titué par des cellules cylindriques extrêmement élevées dont le protoplasma granuleux est coloré en rose
et les noyaux arrondis munis de nucléoles sont colorés
en violet. Les noyaux sont situés à peu près vers la
partie moyenne des cellules. Ces cellules claires et
rosées ont sept à huit fois la hauteur des cellules tapissant les autres kystes. Nous nous trouvons ici certainement en présence de kystes nés aux dépens des canaux galactophores ou excréteurs de la glande. Nous
retrouvons encore dans ces préparations des manifes-
tations de l'activité épithéliale. Ce sont des bourgeon-
nements en dehors des parois kystiques de l'épithelium tapissant les cavités. Ainsi se forment des tubes
épithéliaux voisins des tubes principaux, formations
qui caractérisent les adénomes.

Si, sur la plus grande étendue de la préparation le
tissu conjonctif apparaît avec les caractères du tissu
adulte, il convient toutefois d'ajouter que des signes
de réaction inflammatoire se montrent çà et là dans
la charpente. Les noyaux conjonctifs abondent for-
mant par places de véritables colonies. Mais cette réaction inflammatoire du stroma, n'est que partielle, limi-
tée et ne saurait nous apparaître comme un processus
généralisé à l'ensemble de la coupe.

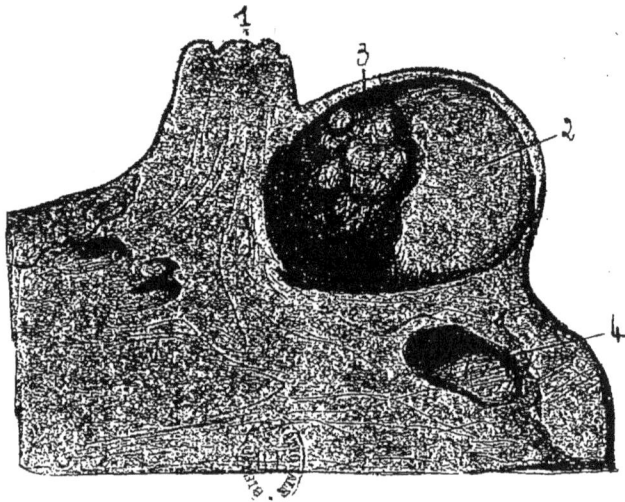

OBSERVATION IV. — Mme G. (Aspect microscopique)
(Epithelioma intra-canaliculaire)
1. Mamelon. — 2. Kyste sous le mamelon. — 3. Bourgeon épithélial.
4. Petit kyste.

OBSERVATION IV

(Personnelle)

Epithelioma intra-canaliculaire. — Mme X... Agée
de 51 ans, mariée et mère de famille, Dans les antécédents nous notons seulement des signes évidents de
nervosisme et d'arthritisme.

Depuis cinq ou six mois elle a remarqué que dans le
sein droit une grosseur apparaissait dans l'aréole en
dedans du mamelon. Elle ressent quelques douleurs
et de temps en temps il se fait par le mamelon un
écoulement séreux légèrement teinté de sang. La tumeur grossit progressivement. Cependant le mamelon
a tendance à se rétracter. La tumeur acquiert le volume d'une noix. Elle déforme la région de l'aréole et
dessine sous la peau de cette région une légère saillie. Primitivement dure la tumeur est allée en se ra-
mollissant. Elle apparaît comme pseudo-fluctuante.
La peau qui semble non adhérente mais amincie, est
un peu rouge et prête à s'ulcérer. Il n'y a pas d'engorgement des ganglions de l'aisselle. L'opération est
décidée : L'amputation du sein est pratiquée le 15 dé-
cembre 1911.

1° *Examen macroscopique.* — La coupe passe par le
centre du mamelon allant vers la profondeur. Cette
coupe ouvre une cavité kystique sous le mamelon.

Cette cavité kystique est remplie d'un liquide séro-sanguinolent, dans lequel nage une tumeur rouge et à
aspect framboisé. Noyée dans une abondante athmos-
phère de graisse la glande mammaire nous apparaît
fibreuse avec une coloration blanc nacré, offrant çà
et là un petit pointillé à peine perceptible. Sa consistance est ferme : Elle est presque analogue à celle d'un
fibrome. La cavité kystique vidée de son contenu, c'est-
à-dire de son liquide séro-sanguinolent, est constituée
par une membrane d'enveloppe assez épaisse, teintée
elle-même par les matières colorantes du sang.

Elle vient tout à fait au contact de la base du mamelon. De cette partie de la paroi confinant au mamelon, émerge une tumeur rouge, framboisée, ses-
sile, qui, sous la forme d'une petite cerise s'avance vers
la cavité du kyste.

Une coupe antéro-postérieure passant par le milieu
de son pédicule nous montre que la tumeur d'autant
plus ferme qu'on se rapproche de sa base est née sur
la face interne du kyste. Elle n'a pas encore végété en
dehors de lui et vient jusqu'au contact immédiat des
canaux galactophores. L'exsudation sanguine qui se
fait à sa surface a coloré en rouge le contenu kystique. Des coupes multiples pratiquées sur la mamelle
ne nous montrent point d'autres cavités kystiques,
mais toujours nous rencontrons la même dureté, le
même aspect solide.

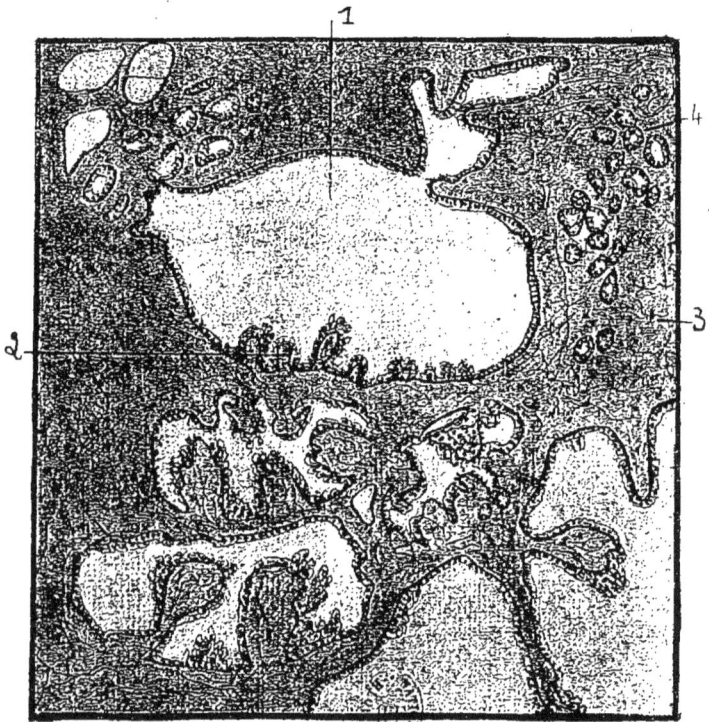

OBSERVATION IV. — Mᵐᵉ G. (Epithélioma intra-canaliculaire.
1. Grand kyste.— 2. Végét. fibro-épithéliale de la paroi. — 3. Tissu conjonctif
interstitiel. — 4. Lobules adénomateux.

2° *Examen microscopique.* — Les coupes nous montrent une tumeur épithéliale typique. Les végétations
épithéliales sont tellement serrées les unes contre les
autres qu'il est difficile de se faire une idée exacte de
l'architecture générale de la petite néoplasie. On a
cependant par places l'impression qu'il s'agit de végétations épithéliales arborescentes, dendritiques tellement rapprochées les unes des autres et intriquées
qu'elles prennent sur les coupes un aspect tubulé ou
pseudo-glandulaire. Des hémorragies interstitielles séparent par places ces formations épithéliales. Il s'agit
donc d'une formation épithéliale typique dans laquelle
la charpente est peu abondante. Entre les rangées épithéliales il y a des filaments ou axes conjonctifs. Si
l'on examine au fort grossissement quelques-unes de
ces cavités pseudo-glandulaires, on les voit tapissées
d'un épithelium régulier et cubique, surbaissé, généralement sur une seule rangée et parfois pluristratifié.
Au point d'adossement de plusieurs cavités nous avons
un tissu conjonctif parcouru par des vaisseaux. De ce
point s'élèvent comme de petits promontoires dans
l'intérieur de la cavité kystique des végétations fibro-
épithéliales. Le produit de la desquamation cellulaire
n'a pas d'issue. Il s'accumule dans les cavités sous forme de macma celluleux recouvert d'éléments cellulaires reconnaissables.

La néoplasie ainsi décrite est bien l'épithélioma papillaire type mais la régularité avec laquelle l'épithelium tapisse les axes conjonctifs. La parfaite conserva-

tion des rapports entre l'épithelium et le tissu conjonctif nous permet d'affirmer que nous avons affaire
à une néoplasie bénigne puisque, en aucun endroit
nous n'apercevons d'infiltration épithéliale dans le
tissu sous-jacent. D'ailleurs la néoplasie enfermée dans
sa cavité kystique sur la paroi de laquelle elle est née ne
s'est pas encore infiltrée dans le voisinage.

Des coupes de la même mamelle pratiquées en des
endroits différents nous ont montré le processus fibro-
adénomateux avec dilatation de certains acini, absolument semblables à ceux des précédentes observations.

Dans d'autres points où les tubes tendent à se dila-
ter en kystes nous en voyons des groupes nombreux
tapissés d'un épithelium élevé, possédant un noyau
fortement coloré situé vers la base des cellules et re-
posant sur une basale distincte. Sur les parois de ces
tubes il nous est permis de saisir à ses débuts sous
forme d'élevures élégantes la végétation fibro-épithéliale à peine naissante en certains points, plus développée en d'autres. Elle s'élève de la paroi comme
une papille formée d'un axe conjonctif délié, tapissé
de belles cellules cylindriques élevées à protoplasma
granuleux, à noyau basal très coloré.

Ces végétations sont d'une extrême abondance. Elles
prennent des aspects variés, tantôt arrondies, tantôt
sessiles, tantôt pédiculées. Nous sommes donc en présence d'un processus adénomateux avec la même tendance fondamentale aux dilatations kystiques. Nous

avons cependant cette particularité que la tendance
aux végétations épithéliales est plus marquée que dans
les formes précédemment décrites. Ces végétations
papilliformes se montrent avec une extrême abondance jusques dans les plus petits tubes. C'est ce processus qui dans un canal galactophore situé sous le
mamelon a abouti à la formation d'une énorme néo-
plaisie : épithélioma intracanaliculaire ou dendritique. Ainsi l'épithélioma intracaniculaire est la dernière
expression de cette tendance fondamentale des adé
nómes à présenter sur leurs parois des végétations épithéliales.

OBSERVATION V

(Personnelle)

Epithelioma intra-canaliculaire. — Mlle C..., 49 ans.
A souffert de dyspepsies, d'entérites. Les seins sont très
développés. La glande mammaire est volumineuse.
Depuis un an elle s'est aperçu que par le mamelon
gauche faisait issue une légère sécrétion teintée de
rouge. Son attention étant ainsi attirée sur cette région elle palpe la région du mamelon. Elle découvre
sous la peau très fine de l'aréole une petite tumeur
du volume d'un petit grain de blé, assez mobile dans
la profondeur.

Dans le courant de l'année l'écoulement séro-sanguinolent ne cesse pas et la petite tumeur a acquis le
volume de la moitié d'un petit grain de haricot. Le
mamelon n'est pas rétracté, la mamelle paraît absolument saine, souple, non indurée.

On se décide à extirper la tumeur en respectant la
glande. Une incision va à la découverte de la tumeur.
On ouvre une petite cavité où elle se trouve. La tumeur est enlevée avec la coque fibreuse qui l'enveloppe.

Examen microscopique. — Sur les coupes colorées
un simple examen à l'œil nu nous montre une cavité
conjonctive cloisonnée, colorée en rose, de laquelle
se détachent vers l'intérieur des végétations d'aspect
varié.

Au microscope on voit la paroi conjonctive qui
entoure la cavité, paroi ou coque fibreuse et de cette
paroi se détachent de distance en distance des végétations arborescentes fibro-épithéliales, papillomes
multiples qui n'arrivent pas au contact les uns des
autres. En examinant de plus près chacune de ces
végétations on voit se répéter à l'infini ce double processus de végétation vers la profondeur : processus
adénomateux, et de végétation fibro-épithéliale sur la
paroi : processus papillomateux.

Il s'agit donc d'un épithélioma typique constitué par
la fusion de papillomes multiples qui ont végété sur la
face interne de la coque fibreuse. Il n'est pas douteux

que cette coque fibreuse ne se soit formée aux dépens
d'un canal galactophore. Cette tumeur était histolo-
giquement bénigne. La malade est restée guérie.

Dans notre observation 2 nous retrouvons des cavités acineuses tapissées d'épithelium uni ou pluristratifié. Leur dilatation est aussi bien observée que dans
la maladie kystique. Il y a peut-être une moins grande
tendance aux végétations fibro-épithéliales, et, comme
dans la maladie de Reclus le tissu conjonctif ne présente pas trace de réaction inflammatoire. Il joue toujours un rôle effacé et cède devant la prolifération épithéliale.

La seule particularité que nous présente notre observation 3, c'est les déformations que nous présente l'é-
pithelium de certaines cavités kystiques. Nous pouvons
affirmer que nous nous trouvons là en présence de
kystes développés aux dépens des canaux galactophores
ou excréteurs de la glande. Nous retrouvons toujours
la même prolifération épithéliale accompagnée de la
même pasivité du tissu conjonctif.

Nos observations 4 et 5 nous montrent encore le même processus mais avec une végétation fibro-épithéliale plus intense et des dilatations kystiques moins
accusées comme s'il y avait antagonisme entre la végétation épithéliale et la dilatation kystique.

Mais que représente donc l'épithelioma intra-
canaliculaire de notre observation 4, si ce n'est notre
observation : de maladie kystique, dans laquelle on

aurait estompé le processus de dilatation kystique, pour forcer et mettre en relief le processus de végétation épithéliale.

Que pouvons-nous donc conclure de ces faits : Ces faits nous montrent que vouloir faire de la maladie kystique de Reclus une entité Anatomo-Pathologique serait une erreur ; que cette maladie à sa place marquée dans une série naturelle dont le processus adénomateux serait le premier terme alors que l'ultime serait l'épithélioma intra-canaliculaire après lequel nous arriverions à la tumeur maligne.

CHAPITRE IV

Evolution de la maladie kystique

La néoplasie, pour si volumineuse qu'elle soit ne représente que la multiplication du même élément fondamental qui est : la végétation épithéliale tapissant un axe conjonctif.

Or la maladie kystique de Reclus, nous l'avons vu, présente à un degré assez accusé cette végétation fibro-épithéliale. Elle peut donc devenir maligne ? Tel est notre avis.

La littérature médicale nous offre d'ailleurs des exemples de cette transformation en cancer de la tumeur a priori bénigne qu'est la maladie de Reclus.

Segond en 1900 communiqua deux cas de transformation cancéreuse. Dans l'un des deux c'était Verneuil qui aveuglément confiant dans la bénignité de l'affection avait exigé la conservation de la mamelle.

Reclus disait encore en 1900 qu'il n'avait jamais vu de cas de maladie kystique se transformer en cancer. De trop nombreuses observations viennent malheu-

reusement combattre cet optimisme. Il est relativement assez fréquent d'observer une dégénérescence
cancéreuse secondaire. Greenough et Hartwel dans le
numéro de juin 1903 du Journal of médical researches
et Allen Ellis dans le numéro de Septembre des Annales
of surgery, apportaient de nouvelles preuves de transformation épithéliomateuse. Nous ne serons pas aussi
exclusif que ces auteurs qui pensent que c'est là un
mode d'évolution normale et que toute maladie kystique doit être traitée en conséquence. Il semble dans
tous les cas logique d'admettre au contraire que, le
branle étant donné à l'activité épithéliale, celle-ci puis-
se plus facilement se manifester dans le sens épithélio-
mateux que dans une glande en repos et c'est un argu-
ment qui militera en faveur d'une thérapeutique active.

CHAPITRE V

Etùde pathogénique de la maladie kystique

Nous abordons maintenant la discussion pathogéni-
que de la maladie kystique de la mamelle.

Nous ne nous attarderons pas à discuter le siège de
la dilatation kystique. Billroth le place dans les canaux galactophores dilatés excentriquement par la rétraction du tissu conjonctif. L'absence de lésions conjonctives, l'impossibilité pour un canal excréteur de
sécréter, les constatations microscopiques ruinent suf-
fisamment cette hypothèse. Nous avons affaire à une
glande dont le fonctionnement est particulièrement
intermittent et peut même ne jamais avoir lieu. Nous
trouvons d'autre part assez fréquemment que cette
glande est le siège d'une véritable dégénérescence kystique et que le contenu des kystes essentiellement variable montre presque toujours, au moins dans quelques-
uns, une certaine analogie avec sa sécrétion normale. Il
théliales, et, d'autre part, ces formations kystiques.
nous faut expliquer d'une part ces modifications épi-
Les auteurs qui font de la dégénérescence kystique

de la mamelle le résultat d'un processus inflammatoire
chronique, s'appuient sur des recherches expérimen-
tales et sur la réaction conjonctive consécutive à l'altération épithéliale primitive.

Delbet a trouvé du staphylocoque dans des adéno-
fibromes dont il fait, on le sait, des modalités de l'inflammation chronique. Gaudier et Surmont dont on
cite toujours les expériences ont, il est à remarquer,
infecté des glandes en lactation : ils ont bien trouvé
des mamelles noueuses ; et enfin ils admettent que les
dilatations observées sont le résultat de la rétraction
du tissu conjonctif sclérosé et voilà qui diminue fort
la valeur de leurs expériences. Renon a ensemencé
tous les kystes qu'il a pu observer. Jamais il n'a rien
obtenu ni en microbes aérobies, ni en anaérobies.
La recherche des microbes dans les coupes a même été
négative. L'infection directe même atténuée nous semble donc peu probable et n'expliquerait pas d'ailleurs
cette sécrétion anormale. Si d'autre part on songe aux
altérations épithéliales, aux cirrhoses analogues à celles
observées dans le foie, dans le rein, et qu'on fasse
intervenir une action toxique, cette action fort com-
préhensible quand il s'agit du foie et du rein le devient fort peu quand il s'agit du sein. Enfin qu'il s'a-
gisse d'une infection de nature banale ou de nature
un peu spéciale, il nous semble difficile d'admettre
qu'un processus de cirrhose épithélial, cicatriciel, par
conséquent atrophiant, donne naissance à cette multi-

plication et à cette hypertrophie cellulaire que nous avons constaté et à la sécrétion qui l'accompagne.

Comment donc expliquer la maladie kystique ? Il nous reste il est vrai le vaste champ encore imparfaitement connu, des troubles trophiques, perversions d'évolution sous la dépendance de troubles vasculaires ou nerveux. Et puisque nous en sommes aux hypothèses pures, pourquoi n'admettrait-on pas l'hypothèse de l'inclusion embryonnaire ? Nous voyons bien expliquer les tumeurs du corps thyroide par l'évolution soudaine des débris de Wôlfer ; pour les kystes du maxillaire Brissaud a bien posé sa théorie des débris épithéliaux pera-dentaires. Pour expliquer les kystes de l'ovaire, les cancers du sein, on a bien admis des phénomènes de glissement d'une cellule qui un jour, sous on ne sait quelle action, obéissant à on ne sait quel ordre, se met à évoluer et à constituer une tumeur. Nous pourrions donc admettre que les kystes seraient dûs à une malformation, à un vice de développement qui transformerait en kystes des tubes épithéliaux demeurés inutilisés pendant la formation des acinis glanulaires. Ce n'est là évidemment qu'une hypothèse, mais une hypothèse aussi défendable, croyons-nous, que toutes celles qui ont été émises pour les différentes tumeurs, au sujet de l'inclusion embryonnaire.

Il nous reste enfin à élucider un second point : le pourquoi de la formation kystique. Il y a une activité épithéliale pervertie, c'est là le « primum movens » mais pourquoi y a-t-il formation kystique et non écoulement de la sécrétion ? Ici intervient la théorie de la rétention. Delbet a démontré que, si on liait certains canaux excréteurs de la mamelle d'une chienne en lactation, on avait l'atrophie des lobes glandulaires correspondants, alors que les voisins, encore perméables continuaient à évoluer. On pourrait objecter à ces expériences qu'elles s'adressent à une glande à fonctionnement intermittent, dont l'excrétion est tout entière sous la dépendance des causes extérieures : la succion ou l'action de traire, et qui ne continuent à sécréter que si l'on provoque cette excrétion, de telle sorte que l'on peut dire que l'excitation transmise par la succion qui continue à s'exercer sur la mamelle dont certains canaux galactophores sont liés, n'est pas suffisante pour faire secréter l'épithélium des lobes correspondants. Quoiqu'il en soit de l'influence respective sur la sécrétion de l'excitation provoquée par la succion, ou de l'évacuation pure et simple des conduits glandulaires, il s'ensuit que l'oblitération simple de ces conduits n'est pas suffisante pour amener la formation des kystes. Il faut autre chose. Cet autre chose c'est l'hyperplasie épithéliale. On a constaté en effet par des cathétérismes directs, par les écoulements, que certains kystes pouvaient communiquer avec l'extérieur ; mais il se peut parfaitement, et c'est la très grande majorité des cas, qu'ils ne communiquent pas. Il y a donc obstacle à l'écoulement de la sécrétion, sans que cependant la rétention intervienne pour expliquer l'accroissement du kyste. Chacun sait que les organes creux, en particulier les poumons se développent aux dépens d'invaginations d'abord très petites qui vont plus tard acquérir de très grandes dimensions et cela parce qu'ils subisssent un accroissement interstitiel. Il en est de même dans la dégénérescence kystique. Peu importe que les canaux galactophores soient perméables ou non : un acinus sous une influence perturbatrice entre en activité : il y a multiplication épithéliale et comme cette multiplication se fait, peut-on dire, moins en épaisseur qu'en surface, il en résulte un agrandissement de la cavité qui est comblée au fur et à mesure par les produits de sécrétion et par la transsudation qui entre pour une part notable dans les phénomènes observés. En somme : accroissement purement interstitiel à point de départ épithélial : voilà quel est notre avis au sujet du mode de formation des kystes dans la maladie de Reclus.

CHAPITRE VI

Etude thérapeutique

La conclusion des auteurs classiques est en France de s'abstenir lorsqu'on a affaire à une dégénérescence kystique de la mamelle. En 1900 lors d'une discussion à la Société de chirurgie, certains chirurgiens trouvèrent cependant des indications à l'intervention. En somme les avis furent très partagés.

Quénu indiquait comme traitement l'ignipuncture et l'éversement de la glande. Nous verrons plus loin en détail ce mode de traitement.

Reclus qui en 1883 concluait à l'ablation immédiate et totale de la glande revenait sur son opinion primitive et conseillait l'abstention « l'intervention, disait-il, est rarement nécessaire. »

P. Delbet conclut que, en principe, il faut s'abstenir. Il ne voit que deux indications opératoires sérieuses : en premier lieu la présence de gros kystes déformants, en second lieu les douleurs intolérables qui accompagnent parfois la maladie kystique.

Doit-on opérer les kystes de la mamelle ? Sans hési-
ter on peut répondre oui. Et cela pour plusieurs raisons. En premier lieu, chaque fois que l'on se trouve
en présence de tumeurs du sein il y a toujours lieu
de craindre une tumeur maligne : il y a donc un
grand intérêt à s'assurer « de visu » de la naturelle
réelle du processus. En second lieu, la transformation
cancéreuse est toujours possible. Segond dans la discussion de la Société de Chirurgie en 1900 cita deux
cas où les malades non opérées avaient vu leur tumeur devenir maligne. Dans l'un des deux cas le sein
avait été conservé car Verneuil l'avait exigé.

Quénu exposa sa méthode qui a pour but de sauve-
garder la forme de la mamelle, de contrôler le diagnostic et de modifier le processus anatomique. La
voici brièvement rapportée.

« Incision sous-mammaire en croissant inféro-
externe ; décollement de la face profonde de la glande
et son renversement.

Incision du tissu glandulaire de la profondeur vers
la superficie, portant sur les points où se trouvent les
gros kystes de façon à les évacuer et à s'assurer de
l'absence de toute végétation. Quand le bistouri a
ainsi terminé son exploration, on prend la pointe du
thermocautère et on larde la mamelle de pointes de
feu profondes de façon à ouvrir le plus grand nombre
de petits kystes et à déterminer des foyers de sclérose.
On termine en remettant le sein en place et en sutu-
rant sans drains ; les suites sont toujours simples.

Donc, triple avantage : conservation de la mamelle
et de sa forme, la cicatrice ne se voit même pas ;
diagnostic assuré, processus anatomique modifié. »

Que vaut ce procédé et ne prête-t-il pas à discussion ?

« Si quant aux deux premiers points il n'y a pas
de discussion possible, nous dit M. Renon, il n'en est
pas de même du 3ᵐᵉ qui est cependant très important.
On peut se demander en effet comment la thermo-cau-
térisation peut suffire pour amener de la sclérose. On
objecte qu'on ne peut atteindre qu'une minime partie
des kystes ; ceux qui seront atteints pourront se sclé-
roser, mais les autres continueront leur évolution. A
cela on peut répondre par des arguments tirés de la
théorie et tirés des faits. La théorie nous dit que les
méthodes sclérosantes, ignipuncture, chlorure de zinc,
n'ont jamais eu la prétention d'atteindre toutes les
parties d'un organe ; et que cela suffit cependant pour
déterminer un processus cicatriciel curateur. Mais les
faits viennent à notre aide d'une façon plus démons-
trative encore. Nous citerons le cas de trois malades revues plus d'un an après l'opération ainsi
pratiquée. L'une d'elles même revint trois ans
et demi après l'intervention. Au niveau du sein
opéré qui est exactement semblable à l'autre on sent
vaguement comme un semis de granulations diffuses;
aucun noyau, aucune douleur ; rien dans l'autre sein.
De même pour les deux autres qui étaient dans un état
local parfait au point de vie esthétique et au point de

vue physique. Enfin on nous accordera qu'une méthode de traitement absolument innocente, donnant
une telle sécurité dans l'appréciation des lésions et
suivie de résultats aussi favorables est à recomman-
der.

Toute affection déterminée comporte des indications
thérapeutiques spéciales. Il y a dans la dégénérescence
kystique de la mamelle intérêt à s'assurer de l'état
anatomique réel de la glande ; c'est le premier temps
du traitement. Si l'on se trouve en présence d'une per-
version évolutive de l'épithelium mammaire d'ordre
tropique, il faut modifier ce processus, d'où l'ignipuncture. Les indications étant ainsi scrupuleusement
observées, il en résulte cet avantage toujours appré-
cié : la conversation du sein et de sa forme. »

Voilà une méthode sans doute fort séduisante en
théorie mais il serait bon de savoir ce qu'elle devient
en praitque. Nous ne croyons pas qu'elle soit applica-
ble et cela pour différentes raisons. D'abord nous disent M. Quénu, M. Renon, le procédé opératoire est
excellent et la sclérose curative à la suite de l'ignipuncture survient toujours. Malheureusement la pratique démontre qu'il n'en est pas toujours ainsi, nous
pouvons même aller plus loin et dire qu'il en est
rarement ainsi : exception faite cependant des cas où
nous n'avons affaire qu'à une maladie kystique très
pauvre en kystes.

Il est sûr, en effet, que si nous nous trouvons en

présence d'un très petit nombre de kystes le procédé
sclérogène réussira. Mais prenons pour exemple les
mamelles que nous citons dans nos observations, ces
mamelles dont le tissu est, nous l'avons dit, littérale-
ment farci de kystes aussi bien de kystes à peine per-
ceptibles à l'œil nu que de kystes volumieneux. Est-il
possible que l'ignipuncture atteigne tous ces kystes
ou pour parler plus exactement exerce par voisinage
son œuvre de sclérose et par conséquent de guérison
sur cette infinité de kystes ? Evidemment non, cela
n'est pas possible. M. le Professeur Tapie qui nous a
guidé dans l'édification de cette thèse, nous a cité
de nombreux cas de récidive et d'aggravation des douleurs à la suite de l'application de cette méthode.
Avec lui nous irons même plus loin : nous croyons
que dans l'amputation du sein il suffit de laisser un
morceau de glande pour provoquer la récidive.

Deuxième avantage du procédé de M. Quénu, nous
disent l'auteur et M. Renon : le sein est conservé et sa
forme aussi. Le sein est conservé mais le plus souvent
il arrive que les douleurs névralgiques qui accompagnent presque toujours la maladie kystique de Reclus
persistent aussi violentes qu'avant l'intervention. En
outre la pratique nous montre ce qu'il faut entendre
par conservation de la forme du sein : un mamelon
ridé, trétracté, dans la plupart des cas un moignon de
sein collé par des brides cicatricielles à la paroi tho-
racique.

Donc à notre avis, sauf dans les cas de maladie kystique pauvre en kystes, l'ablation totale du sein s'impose, autant pour éviter une récidive qu'une transformation néoplasique.

CONCLUSIONS

1° La maladie kystique de Reclus, par ses trois grands caractères qui lui appartiennent absolument en propre : l'extrême abondance des kystes, leur diffusion dans toute la glande, la bilatéralité des lésions, constitue, en clinique une entite morbide bien définie.

2° Si cette maladie, peut, en clinique être nettement différenciée dans le groupe des tumeurs du sein, il n'en est pas ainsi au point de vue de son Anatomie Pathologique. L'étude de ses rapports avec l'adénome kystique et l'épithélioma intra-canaliculaire démontre que la maladie kystique ne constitue pas une unité anatomo-pathologique. Elle fait partie d'une série naturelle dont le processus adénomateux est le premier terme. Le terme ultime, c'est l'épithélioma intra-canaliculaire. Au delà nous arriverions à la tumeur maligne. L'épithélioma intra-canaliculaire est donc la dernière étape de transition entre la tumeur bénigne que nous présente la maladie kystique et les tumeurs malignes.

3° La maladie kystique ne nous présente, ni mastite chronique (Kônig), ni mammite chronique (Delbet), ni cirrhose épithéliale (Quénu). Son anatomie pathologique se résume ainsi : intégrité complète du tissu interstitiel, hyperactivite et néoformation épithéliale.

4° Toutes ces tumeurs appartiennent à la famille épithéliale. C'est parce que l'épithelium des acinis prolifère dans le sens néoplasique que les acinis se multiplient et s'agrandissent (adénome), qu'ils se dilatent (kystes) soit par un processus circonscrit (adénome kystique), soit par un processus diffus (maladie kystique). C'est enfin parce que l'épithelium végète dans l'intérieur des acinis, que se forment les productions qui aboutiront à l'épithélioma intra-canaliculaire. Toutes ces productions néoplasiques sont donc des épithélioma, mais des épithélioma bénins typiques puisqu'il n'y a pas perte des rapports entre le tissu conjonctif et l'épithelium. L'étude de nos préparations ne nous a pas permis d'entrevoir le rôle initial du stroma conjonctif. Il ne semble participer à la néoformation que secondairement, incité à proliférer par la suractivité épithéliale qui reste le fait primitif et fondamental.

5° La maladie kystique est justiciable du traitement chirurgical : ablation complète de la glande.

Ce traitement est doublement justifié par : le danger de récidive, le danger de la transformation en tumeur maligne.

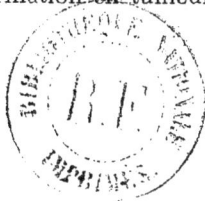

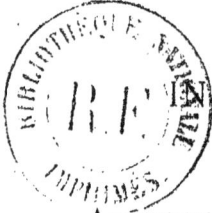

INDEX BIBLIOGRAPHIQUE

Andérondias. — Maladie kystique. Journal de Médecine de Bordeaux 1897.

Besançon et Broca. — Maladie kystique de la mamelle.
Bull. de la Soc. Anat. 1886.

Brissaud. — Anatomie pathol. de la maladie kystique. Archives de physiologie 1884.

Cadiat. — Anatomie normale et tumeurs du sein. Thèse de Paris 1876.

Cornil et Ranvier. — Traité d'histologie pathologique.

Coyne. — Tumeurs kystiques de la mamelle. Journal
de Méd. de Bordeaux 1897.

Coyne. — Traité d'Anatomie pathologique. 2me édition.

Coyne et Labbé. — Traité des tumeurs bénignes du
sein.

Delbet Pierre. — Traité de chirurgie Duplay et Reclus. Article mamelle.

Delbet Pierre. — Maladie kystique et mastite chronique. Bull. de la Soc. anat. 1893.

Ellis. — Annales of surgery. Sept. 1903.

Greenough et Hartwel. — Journal of médical researches. Juin 1903.

Kônig. — Traité de chirurgie. T. 2.

Kônig. — Mastitis chronica cystica. Centralblatt fur
Chir., 1893.

Quénu. — Maladie kystique, histologie, Bull. Soc.
chir. 1888.

Quénu. — Traitement des kystes multiples. Bull. Soc. chir., 1900.

Quénu. — Article tumeur. In Traité de Chirurgie, Duplay et Reclus.

Reclus. — De la maladie kystique des mamelles : Revue de Chirurgie, 1883 ; Bull. Soc. anat., 1883 ; Gazette des Hôpitaux, 1887 ; Bull. Soc. chir., 1888 ; Semaine méd., 1893 ; Bull. Soc. chir., 1900 ; Cliniques chirurgicales ; Clinique et critique chirurgicale.

Richelot. — Tumeurs kystiques de la mamelle. Thèse d'agrégation, 1878.

Sasse. — Ueber cysten und cystischen Tumoren der mamma. Arch. für Klin. Chir. 1897.

Schimmelsbusch. — Cystoadenom der mamma. Arch. für Klin. Chir., vol. 44.

Schônstedt. — Ueber cysten der weibl., mamma, Inaug. Dis., Rostock 1894.

Tillaux. — Médecine moderne, 1893.

Tillaux. — Cliniques.

Toutet. — Semaine médicale, 1890.

Velpeau. — Traité des maladies du sein.

Walther. — Kystes de la mamelle, Bull. de la Société de Chir., 1900.

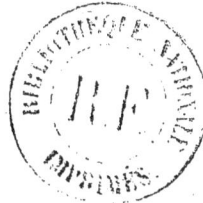

Toulouse. — Ch. DIRION, libraire-éditeur, rue de Metz, 22.

www.ingramcontent.com/pod-product-compliance
Lightning Source LLC
Chambersburg PA
CBHW050611210326
41521CB00008B/1212